CLINIQUE CHIRURGICALE DE M. LE PROFESSEUR CHAPPLAIN

Note sur un cas d'enchondrome ulcéré du pied

Par le D' ARNAUD, *Chef de clinique.*

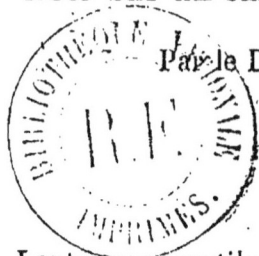

Les tumeurs cartilagineuses des parties molles ou des os sont loin de présenter toujours la même évolution et les mêmes symptômes cliniques. D'une bénignité remarquable dans certains cas, on les voit d'autres fois affecter les allures des plus dangereuses tumeurs. Aux faits si bien connus de Paget, de Richet, sont venus s'ajouter un grand nombre d'autres, et des travaux spéciaux ont été publiés sur l'enchondrome malin (Walsdorff, th. Paris 1877, n° 17).

Sous ce titre on a réuni tous les faits dans lesquels le néoplasme revêtait la marche habituelle de la malignité ; développement rapide, envahissement des tissus voisins et des ganglions, ulcération, généralisation.

C'est cette dernière qui a été la mieux étudiée : Quant à l'*ulcération* des tumeurs cartilagineuses, elle est admise et même décrite dans la plupart des articles sur le chondrome, comme une terminaison possible. Mais on en trouve peu d'exemples cités, et encore, dans la plupart, ce fait est mentionné comme une complication ultime et sans grande importance.

Dans l'observation suivante que j'ai eu l'occasion de recueillir dans le service de mon excellent maître M. le professeur Chapplain, l'ulcération avait pris une telle importance qu'elle a pu faire méconnaître la nature anatomique réelle du néoplasme.

La nommée Marie Gr., italienne, âgée de 58 ans, entre le 4 sep-. tembre 1882 à l'Hôtel-Dieu, salle Sainte-Catherine, n° 23, dans le service de M. le professeur Chapplain.

Cette femme est mariée et exerce la profession de tailleuse. Dans ses antécédents, il est impossible de trouver la trace manifeste d'aucune diathèse. Elle nie tout symptôme primitif ou secondaire de syphilis, et elle n'en présente d'ailleurs aucun signe apparent.

Pas de maladies antérieures à signaler; rien du côté de l'hérédité : la mère est morte en couches et le père d'une attaque.

Relativement à l'affection du pied droit qui l'amène en chirurgie, voici son histoire :

Il y a quatre ans, elle a fait un faux pas, et s'est tordu ce pied sur le bord d'un trottoir. A la suite de cet accident est survenu un gonflement assez important qui occupait le bord interne et le dos du pied jusqu'à la cheville. Elle en a souffert pendant trois mois, sans cependant être obligée de garder le lit. La guérison était complète au bout de ce temps, et s'est maintenue pendant trois ans.

Il y a un an à peine qu'elle a senti renaître une douleur profonde sur le milieu de la face dorsale du pied droit, suivie de gonflement occupant la moitié interne de la même région, et qui est allé progressivement en augmentant. L'ulcération de cette tumeur remonte à quatre mois; elle s'est faite par deux grosseurs qui ont progressé lentement et se sont ulcérées peu à peu. En s'agrandissant chaque jour elles ont fini par se fusionner et acquérir les dimensions actuelles.

Aujourd'hui nous trouvons le pied droit de cette femme considérablement déformé. Son diamètre à 4 centimètres en avant du coude pied atteint 35 centimètres. Le gonflement a envahi toute la face dorsale, plus développé cependant au niveau du bord interne; il va en diminuant vers la racine et l'extrémité du pied où il ne dépasse pas les articulations métatarso-phalangiennes.

La région plantaire est relativement peu déformée; la voûte plantaire est comblée, mais la tumeur ne fait pas une grande saillie de ce côté.

L'aspect de cette tumeur est uniforme, lisse, non bosselé. Sa *consistance* est très-grande, et donne la sensation d'une dureté fibreuse, ou même osseuse, mais avec une certaine élasticité qui rappelle le tissu cartilagineux. Il n'existe pas de parties ramollies ni de plaques calcaires, pas de crépitation parcheminée. C'est une masse uniformément dure, adhérente profondément et à la peau, mal limitée à sa circonférence, faisant corps avec les

os du tarse et du métatarse, en particulier avec le premier métatarsien.

La peau est tendue sur elle, rouge, luisante, et présente des
veines développées. On ne peut pas la plisser, et c'est seulement
à la périphérie qu'elle glisse encore sur les parties profondes. La
palpitation et la pression déterminent peu de douleurs.

L'ulcération, du diamètre d'une pièce de cinq francs en argent,
existe sur le dos du pied, empiétant un peu sur le côté interne.
Ses bords sont festonnés, calleux, un peu végétants ; le fond a un
aspect grisâtre, fongueux et irrégulier. La peau n'est pas décollée
au pourtour, mais, au contraire, épaissie et très-adhérente à la
circonférence de la plaie. La suppuration est peu abondante.

Comme *symptômes fonctionnels*, nous avons à noter seulement
l'impotence du membre qui est le siége de vives douleurs lorsque
la malade veut appuyer le pied. Au repos l'état douloureux est
presque nul ; cependant cette femme accuse une sensation de
tension désagréable dans le pied et quelques élancements, surtout marqués au début de l'affection et au moment ou l'ulcération
s'est produite. Les mouvements de flexion et d'extension des
orteils sont possibles ; ceux-ci n'ont pas subi de déformation.

Les ganglions du pli de l'aine sont légèrement plus accusés
que du côté gauche. Le membre est un peu atrophié, mais ne
présente pas d'autre altération appréciable ; la santé générale
est restée bonne.

La présence de cette tumeur mal limitée, faisant corps avec les
os, et surtout les caractères de l'ulcération firent penser tout
d'abord à la possibilité d'une affection syphilitique. Bien qu'il
n'y eût chez cette femme aucun autre symptôme avéré de syphilis, M. le docteur Marcorelles, qui suppléait alors M. le professeur
Chapplain, prescrivit un traitement spécifique. Pendant plus
d'un mois la malade fut soumise d'abord au traitement mixte,
puis à l'iodure de potassium à doses progressivement croissantes.

Au mois d'octobre la tumeur n'a pas notablement augmenté,
mais l'ulcération s'est agrandie et profondément creusée. Le fond
en est occupé par un séquestre raréfié et poreux, qui finit par se
détacher. Nous le trouvons formé de fines trabécules osseuses
irrégulièrement entrecroisées, faciles à briser à la moindre pression. Après l'élimination du séquestre, l'ulcère conserve son aspect
calleux, atonique, sans tendance à la cicatrisation ; la sécrétion
purulente est médiocre.

On voit les végétations développées dans les parties profondes
se détruire au fur et à mesure, laissant à découvert un tissu
osseux altéré qui s'élimine par petits fragments.

En présence de cette marche envahissante et rapide du mal, de l'altération profonde des os et des parties molles du pied, tenant compte, en outre, de l'insuccès complet du traitement spécifique, M. le professeur Chapplain, qui avait repris son service, songea à une tumeur de mauvaise nature et à une intervention plus énergique. La nature exacte de cette tumeur était difficile à déterminer, et on demeura dans le doute, sans se prononcer entre les diverses affections malignes: ostéosarcome, carcinome, épithéliome, ou chondrome malin.

Un examen histologique fait un peu superficiellement d'un fragment pris sur le bord de l'ulcération, put faire penser un moment qu'il s'agissait d'un épithélioma; mais bien que j'eusse nettement constaté la présence de lobules épithéliaux, le voisinage de la peau épaissie et altérée pouvait expliquer l'aspect particulier que l'en rencontrait sur cette préparation, et il n'y avait là rien de suffisamment caractéristique pour permettre de déterminer une tumeur.

Quelle que fût, d'ailleurs, l'opinion qu'on pouvait avoir sur la nature intime de l'affection, le doute n'était pas permis relativement à la décision à prendre : l'amputation était formellement indiquée. Ce fut aussi l'avis de M. le professeur Combalat, qui avait été prié par M. Chapplain de voir la malade.

L'opération fut pratiquée le 30 octobre ; M. Chapplain fit une amputation sus-malléolaire à lambeau postérieur. La méthode antiseptique fut rigoureusement appliquée: pulvérisation à vapeur, lavage préalable des mains et des instruments dans l'eau phéniquée, ligatures au catgut, lavage à l'eau phéniquée à 5/100, drain, suture métallique, pansement de Lister.

Les pansements sont renouvelés seulement tous les trois jours: — 4 novembre — deuxième pansement — enlèvement des sutures. — La réunion est faite sur toute l'étendue sans suppuration ; la gaze phéniquée est à peine tachée par un peu de sérosité.

Le drain est retiré le 7.

— 10 novembre — quatrième pansement de Lister, — Ecoulement de quelques gouttes de pus dont la cause est un fragment de drain perdu dans la plaie.

— 13 novembre. — Le pansement est supprimé et la cicatrisation complète.

La malade séjourne encore quelque temps dans les salles pour attendre son appareil prothétique et sort le 22 décembre.

Son moignon est parfait, et elle marche sans difficulté avec son appareil.

Je n'ai voulu publier cette observation qu'après avoir revu la malade assez longtemps après l'opération, et après m'être assuré qu'il ne s'était produit ni récidive du côté du membre ou des ganglions, ni généralisation viscérale, comme cela n'est pas rare dans l'enchondrome malin. Aujourd'hui, plus d'un an après l'amputation, cette femme continue à jouir d'une parfaite santé; l'engorgement ganglionnaire du pli de l'aine a disparu.

Autopsie de la pièce pathologique. — La peau est adhérente dans une assez grande étendue au pourtour de l'ulcération. Une coupe faite dans l'épaisseur de la tumeur montre une surface assez lisse, d'un blanc jaunâtre, présentant une certaine élasticité. On ne voit pas là cependant l'aspect caractéristique du tissu cartilagineux, mais plutôt celui du tissu lardacé, principalement dans la partie superficielle. La constitution en lobules si fréquente dans les chondromes est peu marquée ici. Il existe plutôt une infiltration générale cartilagineuse, coupée par des bandes fibreuses, irrégulières qui accompagnent les vaisseaux. Les limites du tissu morbide sont irrégulières et se continuent insensiblement avec les parties environnantes.

Le néoplasme embrasse tous les tissus de la région dorsale et interne du pied, et les englobe tous en une seule masse dans laquelle l'artère pédieuse et les tendons extenseurs se sont creusé des canaux de passage. L'artère est entourée d'une gaine de tissu celluleux qui lui laisse une certaine mobilité. Chaque tendon glisse dans une coulisse complète entièrement formée par le tissu pathologique avec lequel il ne contracte aucune adhérence.

La tumeur se continue profondément et sans ligne de démarcation avec les deux premiers métatarsiens augmentés de volume, devenus friables au point de pouvoir être divisés avec le scalpel.

A ce niveau le tissu de nouvelle formation est plus résistant et contient une foule d'aiguilles osseuses. Les articulations tibiotarsienne et tarsiennes sont intactes, le cartilage d'encroûtement existe encore sur les deux métatarsiens altérés. Le fond de l'ulcération est constitué par des portions osseuses raréfiées et nécrosées , appartenant à ces mêmes métatarsiens et surtout au premier.

Examen histologique. — Après décalcification dans l'acide picrique les pièces ont été durcies par la gomme et l'alcool, colorées au picro-carminate d'ammoniaque et montées dans la glycérine. Quelques unes ont été traitées par la teinture d'iode. Je décrirai successivement la constitution de la tumeur dans sa partie centrale, ses connexions avec le tissu osseux, la peau et les parties molles du pied.

La plus grande partie de la tumeur est constituée par du tissu cartilagineux présentant toutes les variétés. On y observe , plus ou moins régulièrement distribuées , les modifications suivantes : Ici le cartilage hyalin caractéristique, à substance fondamentale abondante, faiblement colorée par le carmin, est parsemé de capsules arrondies ou anguleuses renfermant une, deux ou trois cellules à noyaux rouges et à protoplasma coloré en jaune par l'acide picrique. Plus loin, les capsules deviennent beaucoup plus nombreuses, plus irrégulières, et contiennent un plus grand nombre d'éléments. Ailleurs, la substance fondamentale est disposée en trainées longitudinales régulières dont les intervalles sont remplis de cellules distribuées sur un ou deux rangs; ce qui donne à la préparation un aspect particulier résultant du parallélisme de ces longs boyaux cellulaires.

Cette disposition est remarquable par places ; elle contraste avec l'aspect des régions voisines où l'on voit ces boyaux coupés en travers sous forme d'alvéoles arrondis, creusés au milieu du tissu hyalin et remplis des mêmes cellules. Celles-ci ont un noyau volumineux arrondi ou anguleux, et un protoplasma peu abondant, souvent à peine appréciable par la coloration picriquée.

En d'autres régions, les cellules qui remplissent les capsules sont allongées, à noyaux fusiformes ; leur prolongement se réunissent bout à bout à ceux des éléments voisins. Enfin, par places, le tissu morbide offre tous les caractères du *cartilage à cellules ramifiées* des céphalopodes. Le *fibro-cartilage* existe également sous la forme de capsules disséminées au milieu d'un tissu fondamental fibrillaire ou manifestement fibreux, ainsi que le *cartilage réticulé* dont le type normal est représenté par l'aryténoïde et l'épiglotte.

On trouve encore çà et là des îlots formés presque uniquement d'éléments embryonnaires sans tissu fondamental, mais dans lesquels la nature cartilagineuse est décelée par la capsule hyaline dont chaque cellule commence à s'entourer. Cette disposition, qui rappelle le *cartilage fœtal* est surtout bien marquée dans les points où la tumeur est en voie d'accroissement.

A côté du cartilage, partie constituante de la tumeur, on rencontre le tissu conjonctif et quelques-uns de ses dérivés : le *tissu muqueux* avec ses cellules ramifiées, bien moins abondant que le *tissu conjonctif proprement dit*, celluleux ou fibreux; le *sarcome* embryonnaire et fasciculé, qui existe nettement caractérisé dans le centre même de la tumeur. Les éléments du sarcome pénètrent sous la forme de traînées ou d'îlots de cellules arrondies et fusiformes au milieu de la substance cartilagineuse qui ne paraît pas profondément modifiée aux points de contact.

Le tissu cartilagineux proprement dit ne présente plus de vaisseaux perméables dans son épaisseur. C'est à peine si l'on peut encore retrouver quelques canaux sanguins oblitérés ou en voie d'oblitération très-avancée. Dans ce dernier cas, une partie de la paroi vasculaire est transformée par la néoplasie, tandis que les fibres musculaires ont subi une prolifération active qui a augmenté notablement l'épaisseur de la tunique moyenne. Les fibres circulaires en particulier sont devenues beaucoup plus nettes et leurs noyaux plus volumineux. L'endothélium participe à la prolifération et contribue à diminuer le calibre du vaisseau.

Par contre, les travées du tissu conjonctif sont sillonnées de canaux vasculaires (artères, veines et lymphatiques) plus ou moins volumineux et qui ne paraissent pas avoir subi d'altérations appréciables.

En étudiant les *rapports du cartilage avec les os*, nous trouvons les travées osseuses profondément découpées par de vastes échancrures remplies d'éléments embryonnaires. Les ostéoplastes ne sont pas altérés; mais au contact du tissu médullaire de nouvelle formation, dont les éléments se pressent autour des anfractuosités de l'os, la substance fondamentale se résorbe et disparaît. Le processus et l'aspect microscopique sont identiques à celui que l'on décrit dans l'ostéïte.

Cependant, au sein du tissu embryonnaire qui entoure les trabécules osseuses, le cartilage apparaît sous forme d'une substance transparente qui s'interpose entre les cellules et s'étend progressivement à mesure que l'os se résorbe. L'enchondrome est toujours séparé du tissu osseux par une couche plus ou moins épaisse de cellules embryonnaires, considérées par Cornil et Raviner comme la matrice où se forme le cartilage nouveau.

Du côté de la *peau*, la tumeur présente des relations importantes à connaître, par cela même qu'on les rencontre fort rarement dans les cas de ce genre. Dans tous les points où nous avons signalé l'adhérence des téguments aux tissus plus profonds, la néoplasie a envahi le derme; et même, au voisinage de l'ulcération toute l'épaisseur de la peau est transformée. On peut observer très-nettement la marche progressive du tissu cartilagineux, qui se fait par l'intermédiaire de traînées de cellules embryonnaires. Celles-ci prennent bientôt les caractères du cartilage fœtal, puis se disposent en boyaux dont la direction est perpendiculaire à la surface cutanée. Le chondrome se propage ainsi de proche en proche jusque dans l'intérieur des papilles et soulève la couche de Malpighi. L'envahissement se fait en masse; il ne reste pas d'îlots de tissu sain englobés dans le cartilage; vaisseaux, nerfs, culs-de-sac glandulaires sont transformés indistinctement. L'épithélium des glandes sudoripares et sébacées est tuméfié, en voie de prolifération; il demeure encore quelque temps reconnaissable au milieu du tissu conjonctif voisin devenu cartilagineux; mais peu à peu il perd ses caractères; ses cellules s'entourent de substance hyaline et se confondent avec la masse de la tumeur.

A la périphérie de l'enchondrome, le tissu morbide se propage de la même façon que dans la peau. Nulle part on ne trouve de membrane d'enveloppe. Les limites sont diffuses, irrégulières, et l'existence de traînées embryonnaires indique que le néoplasme était encore en voie d'accroissement aux dépens des parties saines environnantes.

L'observation qui précède me paraît mériter quelques considérations tant au point de vue clinique qu'au point de vue anatomo-pathologique.

Relativement à *l'étiologie* de l'affection, je me contenterai de rappeler *l'âge* de la malade, qui est plutôt celui des tumeurs malignes que des enchondromes ordinaires. Les auteurs qui se sont occupés de la question font cette remarque : tandis que le chondrome bénin se rencontre dans l'immense majorité des cas vers la puberté et dans les premières années de l'adolescence, un quart environ des chondromes malins a été observé de 18 à 25 ans, deux quarts de 25 à 35, l'autre quart de 35 à 65 ans.

Nous trouvons, comme point de départ de la maladie, une *cause occasionnelle* bien déterminée : une entorse suivie d'un gonflement qui occupait, au dire de cette femme, à peu près le siége actuel de la tumeur.

On le voit, il ne s'agit pas ici d'une de ces causes banales ordinairement invoquées par les malades pour expliquer l'origine de leur mal ; c'est un traumatisme bien défini et assez important, puisque le pied est resté douloureux pendant trois mois.

Quel rôle peut-il avoir joué dans le développement de l'affection ? Il est vrai qu'entre la chute et l'apparition de la tumeur trois ans se sont écoulés, pendant lesquels la guérison paraissait complète. Mais il est probable que durant ce laps de temps l'enchondrome a pu se développer dans l'intérieur ou à la surface des os du métatarse sans déterminer ni douleur ni gonflement appréciable. Cette lenteur relative de développement n'étonnera personne, étant donnée la marche ordinaire des tumeurs cartilagineuses qui présentent presque toujours une *période latente*. C'est seulement lorsque la tumeur a dépassé les limites de l'os et envahi les parties molles, que les douleurs et le gonflement ont attiré l'attention de la malade. A dater de ce moment là elle a affecté une marche rapide et les allures d'une tumeur maligne, puisqu'elle est arrivée en un an à acquérir les dimensions actuelles.

En définitive, je crois qu'il est difficile de méconnaître le rôle important que paraît avoir joué l'entorse du début comme cause occasionnelle du développement de l'enchondrome. Et d'ailleurs, il est remarquable de voir que de toutes les tumeurs celle dont nous nous occupons est le plus souvent précédée d'un traumatisme. Ce fait a déjà été signalé par Weber et par Wirchow : de tous les cas où il existe des commémoratifs, la moitié peut en être rapportée à un traumatisme et à un traumatisme bien défini. Notre observation vient confirmer la règle.

Le *siége* de la tumeur n'a rien d'insolite. Les chondromes du pied, assez rares, ne sont pas cependant exceptionnels, puisque les statistiques en signalent 7 cas sur 104 enchondromes des os (Heurtaux). — 24 sur 267 (statistique de Weber). Mais chose singulière, sans que l'on puisse en donner la raison, les tumeurs cartilagineuses des mains et des pieds sont presque toujours bénignes, même lorsqu'elles sont multiples, tandis que celles des autres parties sont généralement plus graves.

C'est ainsi que l'on compte les observations de chondrome malin des extrémités: la main et les doigts en fournissent à peine 4 ou 5 exemples — et le fait suivant est le seul qui concerne une tumeur des métatarsiens. Baum et Weber rapportent le cas d'une femme de 37 ans, amputée de la jambe gauche pour un chondrome ossifié du péroné. Une tumeur semblable se développa au bout de six mois dans le cinquième métatarsien droit, et après la mort de cette femme, on trouva dans ses poumons plusieurs noyaux cartilagineux de la grosseur d'une lentille (*Dict. encyclop*. art. Tumeurs des os). Il s'agissait, dans ce cas, d'une tumeur secondaire, et non d'un enchondrome malin primitif du pied comme dans l'observation qui fait le sujet de ce travail. Aussi les difficultés du diagnostic ont été bien autrement grandes dans celle-ci, et

on a songé d'abord à toute autre chose qu'à un enchondrome.
D'ailleurs, les auteurs s'accordent à dire que, dans les cas
semblables, on est obligé, le plus souvent, de s'en tenir à
reconnaître l'existence d'une tumeur maligne sans prétendre
déterminer la nature histologique de celle-ci.

Les *symptômes*, en effet, ne présentaient rien de caractéristique. Si, d'une part, l'induration élastique et uniforme de la
tumeur, le peu de douleur provoquée par la pression, peut-
être même le siége, étaient en faveur de la nature cartilagineuse ; d'un autre côté, ses adhérences profondes, ses limites
diffuses, l'envahissement de la peau, la marche et le développement rapide, enfin et surtout l'ulcération ont fait penser
plutôt à une tumeur maligne d'une autre nature.

Je ne m'arrêterai pas à passser en revue ces différents
symptômes dont la plupart se retrouvent dans les observations
de chondromes malins rapportées par les auteurs ; je me contenterai d'appeler l'attention sur deux points principaux :
*l'adhérence et l'envahissement de la peau, les caractères de l'ul-
cération.*

L'un des signes donnés ordinairement comme distinctifs de
l'enchondrome malin et des tumeurs cancéreuses est la parfaite intégrité des téguments. « Les adhérences entre le chondrome et la peau sont aussi rares qu'elles sont fréquentes dans
le cancer. » (Walsdorff).

Je n'ai pas trouvé, pour ma part, une seule observation,
même de tumeur ulcérée, dans laquelle ce symptôme soit
signalé. Tout au contraire, les observateurs ont le soin de
remarquer chaque fois que les téguments glissent librement
au-devant de la tumeur qui n'a pas contracté d'adhérences
avec eux.

Dans le fait qui nous occupe, la peau était intimément unie
aux parties sous-jacentes, sur le pourtour de l'ulcération et à
une assez grande distance de celle-ci. Elle était sillonnée de
veines volumineuses, lisse, tendue et entièrement immobi-
lisée. Elle faisait véritablement partie de la tumeur, ce qu'a
prouvé péremptoirement l'examen histologique en montrant
l'envahissement du derme et des papilles par le tissu cartila-

gineux. C'est là, je crois, un fait qui n'a pas été encore signalé
et qui a son importance tant sous le rapport clinique, qu'au
point de vue de l'anatomo-pathologie des tumeurs.

L'*ulcération* a été précoce, et s'est produite huit mois seulement après le début apparent de l'affection. Ordinairement
cette complication ne se montre que dans les cas extrêmes,
et est le résultat de la distension excessive de la peau. Or,
chez notre malade, la tuméfaction du pied n'était pas suffi-
sante pour expliquer le tiraillement et l'ulcération de la peau.
On sait avec quelle facilité ce tissu se prête par son élasticité
à la distension quelquefois énorme que lui fait subir le développement de certaines tumeurs, en particulier de l'enchondrome. Il suffit de citer comme exemples : l'homme ballon de
l'hôpital Saint-Louis, dont le chondrome du fémur mesurant
1 mètre 75 de circonférence n'ulcéra la peau que très-tardi-
vement ; et le cas cité par Ph. Crampton, qui n'avait pas moins
de 2 mètres 15 de tour.

La malade nous donne des renseignements très-précis sur
le développement de la plaie : apparition de deux grosseurs
qui se sont ulcérées isolément sans donner lieu à un écoule-
ment abondant : ces deux ulcères d'abord isolés se sont
fusionnés en un seul par suite de leur élargissement progressif ; de plus, la plaie est allée en s'agrandissant en surface
et en profondeur. Ce n'est pas là encore le processus ordinaire
à une ulcération par distension de la peau.

On le voit, cette complication peut tenir à des causes multiples. Si, dans certains cas, la distension des téguments suffit à
l'expliquer, bien souvent il faut invoquer la nature particulièrement maligne de la tumeur cartilagineuse, la destruction
des éléments de nutrition de la peau (vaisseaux et nerfs), par
le chondrome, et même, comme dans notre observation, l'envahissement des tissus cutanés par le néoplasme à la manière
des tumeurs cancéreuses.

Au début, la solution de continuité avait des caractères
particuliers semblables à ceux qu'on attribue communément
aux ulcères syphilitiques : bords indurés, taillés à pic, arrondis et découpés en demi-cercles ; fond grisâtre, inégal ; suppu-

ration peu abondante, indolence relative; ce qui, joint à la coexistence d'une tumeur faisant corps avec le périoste et les os, a engagé à essayer le traitement spécifique.

Plus tard, l'aspect avait changé ; l'ulcère s'était profondément creusé, en même temps qu'il s'étendait par ses bords. Le séquestre qui s'est produit ne paraît pas avoir appartenu au métatarsien lui-même dont nous avons pu retrouver la plus grande épaisseur à l'autopsie. Il en différait, du reste, et par son volume et par son aspect. C'était un de ces *îlots de tissu ostéoïde* que l'on rencontre fréquemment au sein des tumeurs cartilagineuses.

L'examen des viscères et de l'*état général* chez notre malade nous a montré que la tumeur ne paraissait pas avoir de tendance à se généraliser. Il n'en est pas ainsi dans la plupart des cas d'enchondromes malins cités par les auteurs, et dans lesquels le développement secondaire de tumeurs cartilagineuses dans les viscères (poumons, plèvre, rate, vessie), a surtout attiré l'attention. Les observations de Paget et de Richet en sont des exemples partout cités.

Est-ce à dire que la tumeur dont nous nous occupons doive être rangée par cela même à côté des enchondromes bénins ordinaires ?

La marche rapide de son évolution, sa tendance à envahir les tissus voisins, même la peau qui est presque toujours respectée, enfin la précocité et l'étendue de l'ulcération la rapprochent à un tel point des tumeurs malignes que le diagnostic différentiel a été impossible.

D'autre part, il me semble qu'il y aurait un égal inconvénient à la mettre sur le même plan que ces enchondromes à généralisation rapide, dont la gravité et l'évolution ne le cèdent en rien aux cancers de la pire espèce. On pourrait, entre ces deux extrêmes, classer un certain nombre de tumeurs intermédiaires dont notre observation est un exemple, et qui, présentant, au point de vue local, la marche et les caractères de néoplasmes de mauvaise nature, n'ont cependant pas de tendance à la généralisation. Je ne saurais mieux comparer ces tumeurs qu'à certains sarcomes.

On aurait ainsi trois classes de chondromes au point du vue clinique : les chondromes bénins, les chondromes malins proprements dits, et les chondromes mixtes. La différence n'est peut-être pas absolument tranchée entre ces trois classes, et il existe une foule de cas intermédiaires, comme dans toutes les autres variétés de tumeurs, du reste ; mais il est utile en clinique de déterminer certains types auxquels on puisse rapporter tel ou tel fait donné.

Il me reste à revenir sur quelques détails d'anatomie pathologique, et à étudier le point de départ de l'enchondrome, ses particularités histologiques, ses rapports avec les tissus voisins et son mode de développement.

Le *point de départ* paraît avoir été le premier métatarsien dans sa partie moyenne ou sa diaphyse. Les cartilages articulaires étaient intacts, comme il est à peu près la règle dans les tumeurs de cette nature ; et il est assez curieux de voir les chondromes ne provenir jamais du tissu cartilagineux normal, au moins du cartilage articulaire d'encroûtement. Le deuxième métatarsien ne semble avoir été atteint que secondairement. Quant à la question de savoir si le chondrome a été primitivement central ou sous-périostique, si nous avons affaire à un enchondrome ou à un périchondrome, le doute reste permis. Le corps de l'os fait bien manifestement partie de la tumeur, mais il pourrait avoir été envahi consécutivement : d'autant mieux que le périchondrome est peut-être le plus fréquent. Cependant, en raison des circonstances étiologiques signalées plus haut, je crois préférable de supposer que la tumeur a débuté par un noyau intrà-osseux demeuré latent pendant deux ou trois ans, et qui, devenu sous-périostique, a pris alors un développement considérable et rapide.

L'étude de la structure histologique du tissu morbide ne m'arrêtera pas longtemps ; elle est suffisamment décrite dans la relation anatomo-pathologique et n'offre pas de particularités bien notables. Comme dans la plupart des tumeurs de la même nature, on y trouve mélangées côte à côte les diverses variétés du tissu cartilagineux : cartilage hyalin, fibro-cartilage, cartilage à cellules ramifiées.

Dans les points où le néoplasme est en voie de développe ment, le tissu prend l'aspect du cartilage embryonnaire ; les cellules sont à peines séparées les unes des autres par une étroite zone de tissu fondamental hyalin. Plus loin elles se rangent en travées longitudinales formant des systèmes entre-croisés et qui donnent aux préparations un aspect particulier. Cette disposition paraît due à la manière dont se produit l'en-vahissement du tissu conjonctif, dont la substance fondamen-tale fibrillaire subit la transformation hyaline, en conservant sa forme générale et la direction de ses fibres, tandis que les espaces interfasciculaires se remplissent de noyaux et de cel-lules par prolifération des cellules fixes du tissu ou par dia-pédèse.

Enfin, je signalerai également ici un fait qui est presque la règle dans les enchondromes, la présence de tissus variés au sein de la tumeur, en particulier celle du sarcome embryon-naire et fasciculé dont l'importance n'est cependant pas suffi-sante pour imposer au tissu pathologique l'étiquette de chon-dro-sarcome.

Les *rapports de la tumeur avec les tissus environnants* méri-tent d'être rappelés. Au niveau *des os* le processus histologique est identique à celui qui a été si bien décrit et figuré par Cornil et Ranvier.

Les travées osseuses sont séparées du cartilage de nouvelle formation par une couche de cellules embryonnaires qui sont comme la matrice où se développent les cellules cartilagi-neuses.

Le *tissu conjonctif* celluleux et fibreux est envahi de proche en proche par le cartilage qui se substitue à lui en conservant la forme et la direction de ses fibres. Le *muscle pédieux* est déjeté en dehors. Les *tendons* extenseurs traversent la tumeur dans un canal fibro-cartilagineux, lisse, sans aucune adhé-rence avec lui. A l'examen microscopique ce canal est formé par le tassement des éléments du cartilage doublés d'une légère couche de tissu conjonctif lâche en rapport direct avec le tendon.

L'*artère pédieuse* peut être suivie également dans toute sa

longueur. Elle est isolée de la tumeur par sa gaîne conjonc-
tive, qui est restée celluleuse et sans altération au milieu des
tissus voisins entièrement transformés.

Dans l'épaisseur de la tumeur ne se rencontrent que de
rares vaisseaux perméables, et là seulement où le tissu conjonctif a conservé sa structure normale.

Enfin, du côté de la *peau*, j'ai signalé déjà l'envahissement
progressif des éléments du derme, des glandes, des papilles,
de l'épiderme lui-même. Au pourtour de l'ulcération, toute
l'épaisseur de la peau est transformée par le tissu cartilagineux ; et on a sous les yeux le processus qui a amené l'ulcération de la tumeur. Celle-ci se produit par le même méca-
nisme que les ulcères cutanés d'une autre nature. Il se fait
une accumulation considérable de leucocytes dans l'épaisseur
de la peau, au-dessous des couches superficielles de l'épiderme
qui se soulèvent et laissent à nu un tissu entièrement formé
de cellules embryonnaires. Tout à fait au voisinage de la
perte de substance de la peau, la structure ne diffère pas de
celle des bourgeons charnus d'une plaie ordinaire ; mais à
une faible distance on voit déjà les noyaux rouges entourés
d'une mince couche de tissu hyalin qui devient plus manifeste
à mesure qu'on s'éloigne de la surface. On peut observer ainsi
toutes les transitions depuis le tissu embryonnaire type jusqu'à
la capsule cartilagineuse.

Ceci nous amène à rechercher quel a été le *mode de développement* de l'enchondrome dans le cas actuel.

Et d'abord, l'origine de la tumeur dans l'épaisseur du métatarse étant admise, il y aurait à se demander si l'enchondrome a pris naissance de toutes pièces au sein des éléments
de l'os lui-même (*hétéroplastie*), ou bien aux dépens d'*îlots
cartilagineux préexistants*, suivant l'hypothèse de Wirchow.
Cet éminent anatomo-pathologiste a exposé ses idées sur la
matière dans son *Traité des tumeurs*, et plus récemment à
l'Académie de Berlin, en 1876. D'après lui, les enchondromes
des os tirent souvent, sinon toujours, leur origine d'îlots de
cartilage détachés du cartilage épiphysaire, et restés ainsi au
centre de l'os, grâce à un arrêt de développement. Cette hypo-

thèse, acceptable pour les enchondromes d'origine osseuse,
comme dans notre cas, ne s'applique pas à ceux des parties
molles ; bien que Wirchow se demande si, dans certaines
circonstances, le point de départ ne serait pas un noyau de
cartilage primitif développé à une place anormale (enchon
dromes de l'oreille, des joues, de l'angle de la mâchoire, etc.).
D'ailleurs, même en admettant la préexistence d'un noyau
cartilagineux dans le point où va se développer un enchondrome. il resterait à s'expliquer pourquoi ce tissu va prendre
un pareil développement. Mais nous touchons là à une des
questions les plus ardues et les plus ignorées de la science,
l'histogénèse des tumeurs, et je n'ai pas la prétention d'abor-
der un pareil sujet.

Le *développement* ultérieur de la tumeur cartilagineuse se
produit ici de deux manières : par la prolifération de ses pro-
pres éléments et par la transformation et l'envahissement des
tissus voisins.

La multiplication des cellules est manifeste en plusieurs
endroits, mais c'est principalement par l'accroissement du
tissu fondamental que se fait le développement intrinsèque
du tissu morbide. En effet, à mesure qu'on s'éloigne de la
surface, on trouve que les éléments cellulaires, d'abord très-
rapprochés, sont séparés par une couche hyaline de plus en
plus épaisse. Le tissu fondamental se montre d'abord sous
forme de bandes longitudinales entrecroisées ; limitant de
longs boyaux cellulaires, et d'une auréole réfringente entou-
rant les noyaux. Dans les couches plus profondes, au contraire, les groupes de cellules s'isolent peu à peu, séparées
par une substance hyaline beaucoup plus abondante, formant
des capsules bien manifestes, qui arrivent même au centre de
l'os, à ne renfermer plus qu'un seul élément cellulaire.
Ainsi le tissu hyalin a pris naissance, soit d'emblée par transformation des fibres conjonctives, soit progressivement par la
sécrétion autour de chaque cellule de capsules qui s'emboî-
tent et finissent par se souder.

Wartman, dans un travail fait sous la direction de von
Recklinghausen (thèse de Genève, 1880, et, analysé dans la

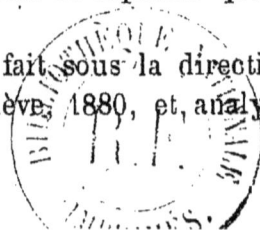

Revue des Sciences médicales (t. XVII, p. 452), étudie ce déve-loppement de l'enchondrome aux dépens du tissu conjonctif proprement dit, de l'épithélium des vaisseaux et des cavités lymphatiques. Les choses paraissent se passer, en effet, telles que les décrit cet auteur. Une partie des fibres conjonctives se soudent entr'elles; la striation inter-fibrillaire disparaît; en même temps, d'opaques qu'elles étaient, ces fibres deviennent insensiblement hyalines ; les réactifs ne les colorent plus que faiblement et d'une manière uniforme, tandis qu'une partie du tissu conjonctif voisin peut subir la dégénérescence granu-leuse. Les cellules du tissu conjonctif prolifèrent et donnent naissance à des groupes de jeunes cellules qui, tantôt s'entou-rent d'une capsule et deviennent cartilagineuses, tantôt peu-vent s'anastomoser par leurs prolongements. D'autre part, l'enchondrome peut aussi résulter d'une transformation de l'épithélium des vaisseaux et des cavités lymphatiques dont les cellules prolifèrent vers le centre du canal et finissent par l'oblitérer complètement.

Mais, est-ce là l'unique origine des éléments du cartilage de nouvelle formation? Il est difficile de l'admettre lorsqu'on étu-die avec soin une préparation de ce tissu, et en particulier les points où la tumeur est en voie d'accroissement. La quantité considérable de cellules et de noyaux qui existent à sa limite ne peut pas provenir uniquement de la prolifération des cel-lules du tissu conjonctif et des vaisseaux. Dans nos prépara-tions particulièrement, l'aspect ne différait pas en certains points de celui du tissu des bourgeons charnus; il était facile d'y reconnaître la présence en grand nombre des petites cel-lules autrefois confondues avec les cellules embryonnaires, et regardées aujourd'hui par la grande majorité des histologistes comme des éléments migrateurs sortis des vaisseaux par dia-pédèse. Or, ces éléments entrent pour la plus grande part dans la constitution du tissu morbide, en même temps que les cel-lules du tissu conjonctif, des vaisseaux, des culs de sac glan-dulaires.

En un mot, d'une façon générale, l'enchondrome se déve-loppe, non pas aux dépens d'un seul groupe de cellules, mais indistinctement de tous les éléments cellulaires des tissus au sein desquels il a pris naissance ; os, tissu conjonctif, vaisseaux, glandes, cellules migratrices, etc.. Il semble même que le rôle fondamental ne soit pas dû à la cellule, mais bien au tissu prépondérant, qui, par sa présence au voisinage d'éléments embryonnaires indifférents et de provenances diverses, détermine ceux-ci à prendre les caractères de cellules cartilagineuses.

Mais la nature de ce travail ne me permet pas de m'étendre davantage sur une question encore discutée, et qui demanderait de plus amples développements. Il me suffit d'avoir signalé les traits saillants d'une observation intéressante à plus d'un titre, et qui, rapprochée de faits analogues, pourra contribuer à faire mieux connaître certaines variétés de tumeurs cartilagineuses.

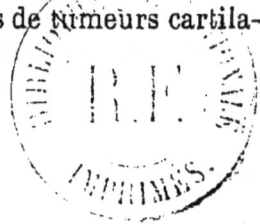

Marseille. — Typ. et Lith. Barlatier-Feissat Père et Fils, rue Venture, 19.